Mit Erfolg Fett sparen

Die folgenden Rezepte sind so ausgelegt, dass Sie etwa 1.200 kcal und 40 g Fett pro Tag zu sich nehmen. Die Mahlzeiten können Sie nach Belieben auf den Tag verteilen. Ziel ist es, versteckte Fette zu umgehen. So kommen im Rahmen des 2-wöchigen Ernährungsplans vor allem hochwertige Öle in Salaten auf den Tisch. Die Milchprodukte sind jeweils eine Fettstufe niedriger als gewöhnlich gewählt: z.B. statt Crème fraîche saure Sahne, statt Sahne Milch.

Einkauf und Vorräte

Die Lebensmittel aus der rechts stehenden Liste sollten Sie im Hause haben. Außerdem gibt es zu jedem Tag einen »Einkaufszettel«, teilweise auch für mehrere Tage. Die Lebensmittel für Snacks sind dabei nicht berücksichtigt. Ein halber Kohlrabi steht sinnvollerweise nicht auf dem Einkaufszettel. Sie können den Rest am nächsten Tag verwenden, zwischendurch essen oder das Rezept für zwei kochen.
Obst und Gemüse kaufen Sie in mittleren Größen. Die Mengenangaben für Gemüse, Teigwaren und Reis verstehen sich als Richtwerte. Wenn Ihnen einzelne Zutaten nicht zusagen oder Sie saisonale Angebote nutzen wollen, können Sie Gemüse und Kräuter durch andere ersetzen. Ihrer Kreativität ist dabei keine Grenze gesetzt.

Das sollten Sie im Haus haben:

Spaghetti oder Tagliatelle, Lasagneblätter
Basmatireis
Instant-Gemüsebrühe
1 kg Kartoffeln
1 Bund Frühlingszwiebeln
Knoblauch
Zitronen/Limetten/Zitronensaft
Eier
Zucker, Mehl
Olivenöl, Sesamöl
Obstessig, (z.B. Himbeeressig)
Aceto balsamico
Halbfettbutter
Quark (20% Fett), Joghurt (3,5% Fett),
Milch (3,5% Fett), saure Sahne (10% Fett)
Frischkäse (Halbfettstufe)
Parmesan
Gouda (32% Fett i.Tr.)
Vollkornbrot
Baguette
Brötchen (nach Geschmack)
Haferflocken
Müsli-Mischung (je nach Geschmack)
Kürbiskerne, Sesamsamen, Pinienkerne,
Sonnenblumenkerne
Gewürze: Salz, Pfeffer, Curry, Chili,
Kreuzkümmel, Muskatnuss, Ingwer
Sojasauce, Tabasco
TK-Kräuter (Dill, Basilikum, Petersilie,
Schnittlauch) als Ersatz für frische Kräuter
Lorbeerblätter

Frühstück

Frühstücke enthalten etwa 300 kcal.

Brot und Brötchen

Das klassische Brot oder die Brötchen liefern komplexe Kohlenhydrate aus Getreide und sorgen so für eine lang-anhaltende Sättigung und eine ausgeglichene Leistungskurve bis zum ersten Snack. Wählen Sie am besten Vollkornprodukte. Sie enthalten mehr Mineralstoffe, Vitamine und vor allem Ballaststoffe als Weißmehlprodukte.
Wählen Sie für Ihr Frühstück 1 Brötchen oder 2 Scheiben Vollkornbrot.

Süß
1 Brötchenhälfte mit Butter und Honig, die andere mit Quark (20 % Fett) und Fruchtaufstrich bestreichen.

Fruchtig
Bestreichen Sie die Brötchenhälften mit Quark (20 % Fett) oder Frischkäse (Halbfettstufe) und legen Sie darauf Obstscheiben, z.B. Banane, Erdbeere, Apfel oder Birne.

Deftig
Bestreichen Sie die Brötchenhälften mit Butter und belegen Sie sie mit Käse (30 % Fett i.Tr.) oder Aufschnitt.
Wichtig: Bevorzugen Sie magere Wurst- und Fleischsorten, z.B. kalten Braten, Roastbeef oder Geflügelprodukte. Dazu schmecken Gurken- oder Tomatenscheiben.

Tipp: Ein Butterbrot an sich ist eine schlanke Sache. Die weiteren »Zugaben« wie Mayonnaise bzw. die Butter unter dem Nussnougat-Aufstrich oder der Streichwurst strapazieren Ihr Fettkonto.

Selber backen
Das Wochenende ist die beste Gelegenheit, einmal selber ein Brot zu backen. Das folgende Rezept ist ganz unkompliziert und schmeckt als Brötchen oder Brot.
Verkneten Sie 500 g Mehl (Type 750), 1 Würfel frische Hefe, 4 EL Zucker, 1 Prise Salz und 250 g Quark (20 % Fett) mit 2 EL weicher Butter und 100 ml warmer Milch zu einem glatten Teig. Diesen an einem warmen Ort etwa 1 Std. gehen lassen.
Dann formen Sie nach Belieben Brötchen oder geben den Teig in eine Kastenform. Ein Brot backen Sie im vorgeheizten Backofen bei 175° in etwa 45 Min. und Brötchen in etwa 25 Min. goldbraun.

Tipp: Für pikante Geschmäcker können Sie den Teig abwandeln, z.B. durch andere Mehle wie Roggenmehl oder Gewürze wie Kümmel oder Koriander.

Müsli

Wer sich schon am Morgen vom Hafer stechen lassen will, bereitet sich aus 4 EL Müsli (z.B. Fertigmischung mit Früchten) oder Getreideflocken und 150 g Obst ein frisches Müsli. Sie können es nach Belieben mit 150 g Joghurt oder Milch (1,5 % Fett) anrühren und mit 1 TL Honig oder Zucker abschmecken.

Tipp: Müslimischungen mit Schokolade oder Knuspermüslis enthalten mehr Fett als andere. Versuchen Sie es mit dem puren Korn und süßen Sie eventuell nach.

Snacks

Diese Zwischenmahlzeiten sind kleine Energiespritzen, von denen zwei bis drei à etwa 100 kcal pro Tag erlaubt sind. Sie halten Ihre Leistungskurve hoch und beugen dem Heißhunger vor. Die kleinen fettarmen Mahlzeiten können Sie auch mal vor dem Fernseher vernaschen.

Gemüse
2 Paprikaschoten à 200 g
5 Möhren à 100 g
4 Kohlrabi à 150 g

Obst
2 Äpfel à 125 g
2 kleine Orangen à 150 g
300 g Ananas
1 große Banane à 200 g

Milchprodukte
1 Becher Magermilchjoghurt (175 g)
1 Glas fettarme Milch (1,5 % Fett)
1 Glas Buttermilch

Tipp: Aus Milchprodukten können Sie auch hervorragend leckere Drinks zubereiten. Schmecken Sie z.B. 150 g Buttermilch oder Molke mit 50 ml Frucht- oder Gemüsesaft ab. Oder verrühren Sie einmal 150 g Joghurt mit etwas Mineralwasser und wahlweise Obst oder Kräutern. Im Mixer wird daraus ein erfrischendes Getränk.

➤ TAG 1

HÄHNCHENFILET MIT ORANGEN-FENCHEL-GEMÜSE

200 g Hähnchenbrustfilet
1 Knoblauchzehe
1 TL Fenchelsamen
2 EL Limettensaft (ersatzweise Zitronensaft)
Chilipulver
Salz
150 g Kartoffeln,
1 kleine Fenchelknolle
1 kleine Orange
1 EL Olivenöl
125 ml Brühe

1 Hähnchenfilet abspülen und trockentupfen. Den Knoblauch schälen, durchpressen und mit Fenchelsamen, Limettensaft, Chili und Salz verrühren. Fleisch in der Marinade wenden.

2 Kartoffeln schälen und in etwa 2 cm dicke Scheiben schneiden. Fenchel putzen, längs in dünne Streifen schneiden. Orange schälen und filetieren.

3 Fleisch und Kartoffeln in einer beschichteten Pfanne 2 Minuten im Öl anbraten. Brühe dazugeben. Fenchel und Orange weitere 10-15 Min. mitköcheln. Das Fleisch in Scheiben schneiden und alles zusammen servieren.

BAGEL MIT RUCOLA UND PARMESAN

1 Bagel
Aceto balsamico
4 Blatt Rucola
10 g Parmesan
grober Pfeffer

1 Bagel aufschneiden, Balsamico nach Geschmack darauf träufeln.

2 Rucola putzen und die Blätter auf die untere Bagelhälfte legen.

3 Parmesan grob hobeln und auf der Rucola verteilen. Mit Pfeffer würzen, den Bagel zusammenklappen.

Tipp: Bagels sind auch was fürs Auge. Das runde Gebäck gibt es nicht nur in verschiedenen Geschmacksrichtungen, es kann auch mit klassischem Aufschnitt abwechslungsreich angerichtet werden.

Einkaufszettel:

200 g Hähnchenbrustfilet
Fenchelsamen
1 kleine Fenchelknolle
1 kleine Orange, 1 Bagel
1 Bund Rucola (Rest für nächsten Tag)

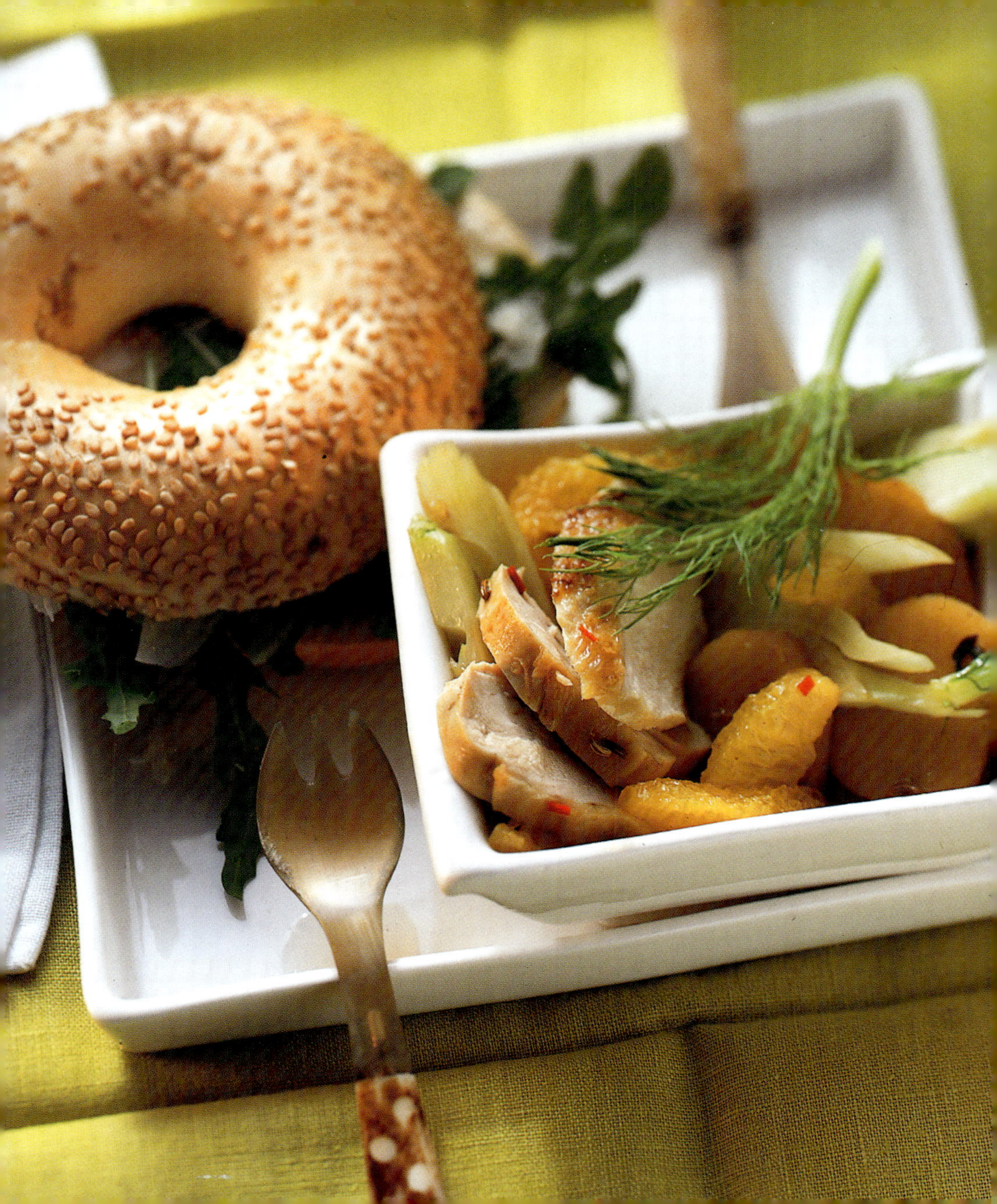

➤ TAG 2

GARTENSALAT

1/2 Kopf grüner Salat
Rucola vom Vortag
1 Tomate
1/2 Salatgurke
3 Stängel frische Petersilie oder
1 EL TK-Petersilie
75 g Vollmilch-Joghurt
1–2 EL Zitronensaft
Salz
1 EL Sonnenblumenkerne

1 Salat waschen und putzen. Rucola, Tomaten und Gurke waschen. Tomate achteln und Gurke in Scheiben schneiden. Von der Rucola die Stiele abknipsen. Alles in einer Schüssel anrichten.

2 Die Petersilie waschen und hacken. Aus Joghurt und Zitronensaft das Dressing anrühren und mit Salz und Petersilie abschmecken. Sonnenblumenkerne in einer beschichteten Pfanne ohne Fett bei mittlerer Hitze anrösten.

3 Das Dressing über den Salat geben und mit den Sonnenblumenkernen servieren.

Tipp: Wer auf Oliven im Salat nicht verzichten möchte, ist mit den grünen Oliven gut beraten. Sie enthalten weniger Fett als die schwarzen.

PIKANTER PFANNKUCHEN

1 Ei
2–3 EL Mehl
Salz
Muskatnuss
Pfeffer
1 EL geriebener Käse (z.B. Gouda, 32% Fett i.Tr.)

1 Aus Ei, Mehl, 5 EL Wasser und den Gewürzen einen glatten Pfannkuchenteig anrühren. Den geriebenen Käse darunterrühren.

2 Eine beschichtete Pfanne erhitzen, den Teig hineingeben und 1 Pfannkuchen von beiden Seiten ausbacken.

Tipp: Sie können den Pfannkuchen auch mit etwas Schinken ausbacken. Zu so einer herzhaften Variante isst der Norddeutsche gern Apfelkompott. Aber auch Gemüse wie Tomaten- oder Gurkenscheiben und etwas Basilikum oder Dill passen gut dazu.

Einkaufszettel:

1 kleiner Kopf grüner Salat oder
1/2 Salatkopf • 1 Tomate
1 Salatgurke (Rest für nächsten Tag)

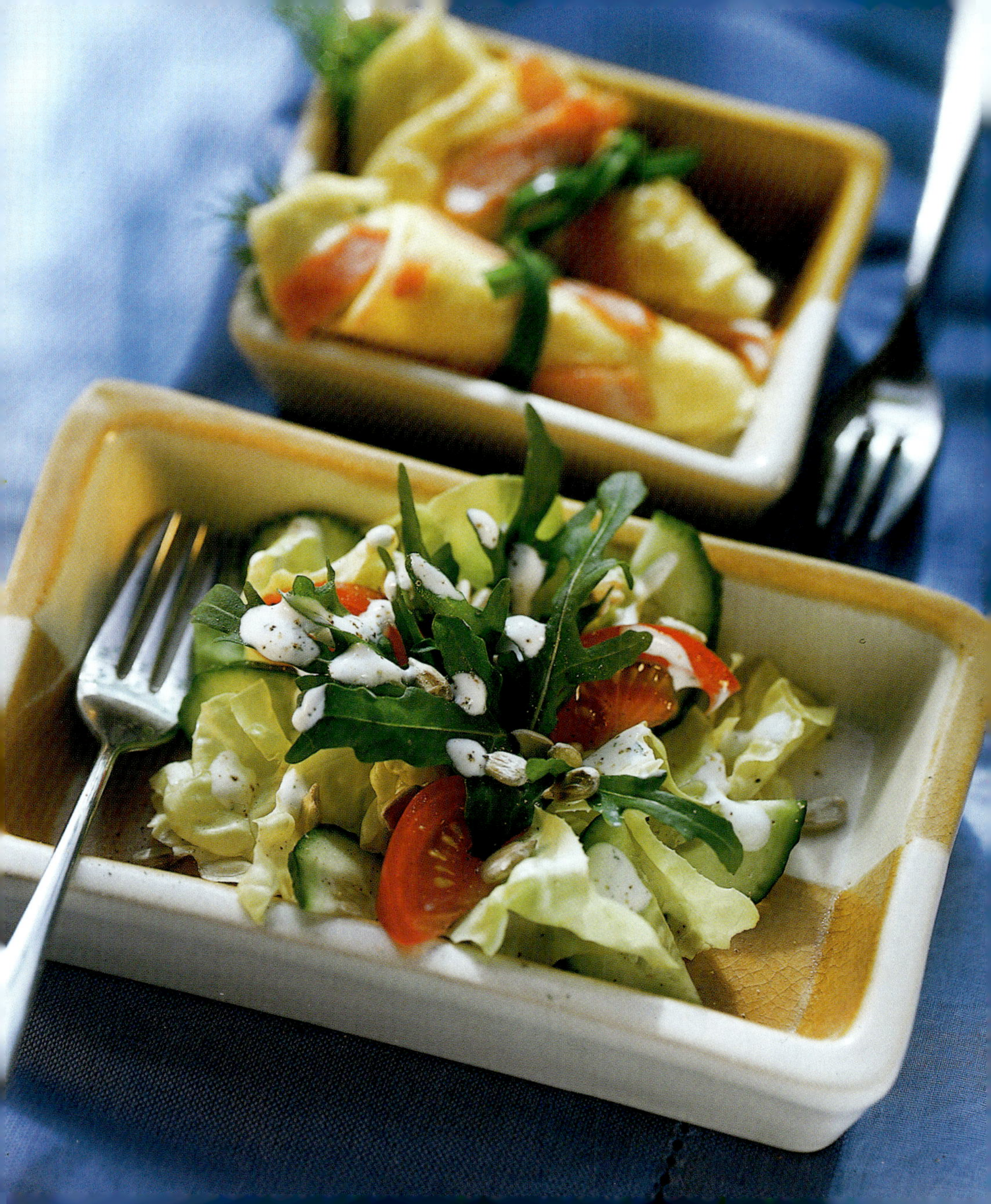

Tag 3

Offene Lasagne mit Wildkräutern

Salz
4 Lasagneblätter
1 Frühlingszwiebel
60 g Wildkräuter (Sauerampfer, Brunnenkresse, junge Brennnesseln; oder TK-Gartenkräuter)
Chilipulver
1 TL Senf
2 TL Zitronensaft
1 TL Öl
1 Msp. Salz
Pfeffer

1 Salzwasser zum Kochen bringen. Lasagneblätter quer halbieren und in ca. 8 Min. bzw. nach Packungsanweisung bissfest garen.

2 Frühlingszwiebel putzen und in Stücke schneiden. Die übrigen Kräuter grob hacken. Alles mit Chili, Senf, Zitronensaft und Öl verrühren, mit Salz und Pfeffer würzen.

3 Die Kräutermasse auf die Lasagneblätter geben und servieren.

Gemüsestreifen mit Kräuterdipp

2 Möhren • 1/2 Gurke
1/2 Kohlrabi • 2 Stangen Staudensellerie
1/2 Bund Schnittlauch
1 Schalotte • 1 Knoblauchzehe
4 EL Quark
Salz • Pfeffer

1 Gemüse waschen bzw. putzen. Möhren, Gurke und Kohlrabi in Streifen, den Sellerie in Stücke schneiden. Schnittlauch waschen und in Röllchen schneiden. Schalotte und Knoblauch schälen und fein würfeln.

2 Aus Quark, Schnittlauch, Schalotte und Knoblauch den Dipp anrühren, mit Salz und Pfeffer abschmecken. Gemüse und Dipp zusammen anrichten.

Tipp: Wenn Sie etwas Mineralwasser zum Glattrühren des Dipps hinzugeben, wird er schön locker.

Einkaufszettel:

Wildkräuter
1 kg Möhren (Rest für die nächsten Tage)
1 Kohlrabi (Rest für nächsten Tag)
Staudensellerie (Reste für die nächsten Tage)

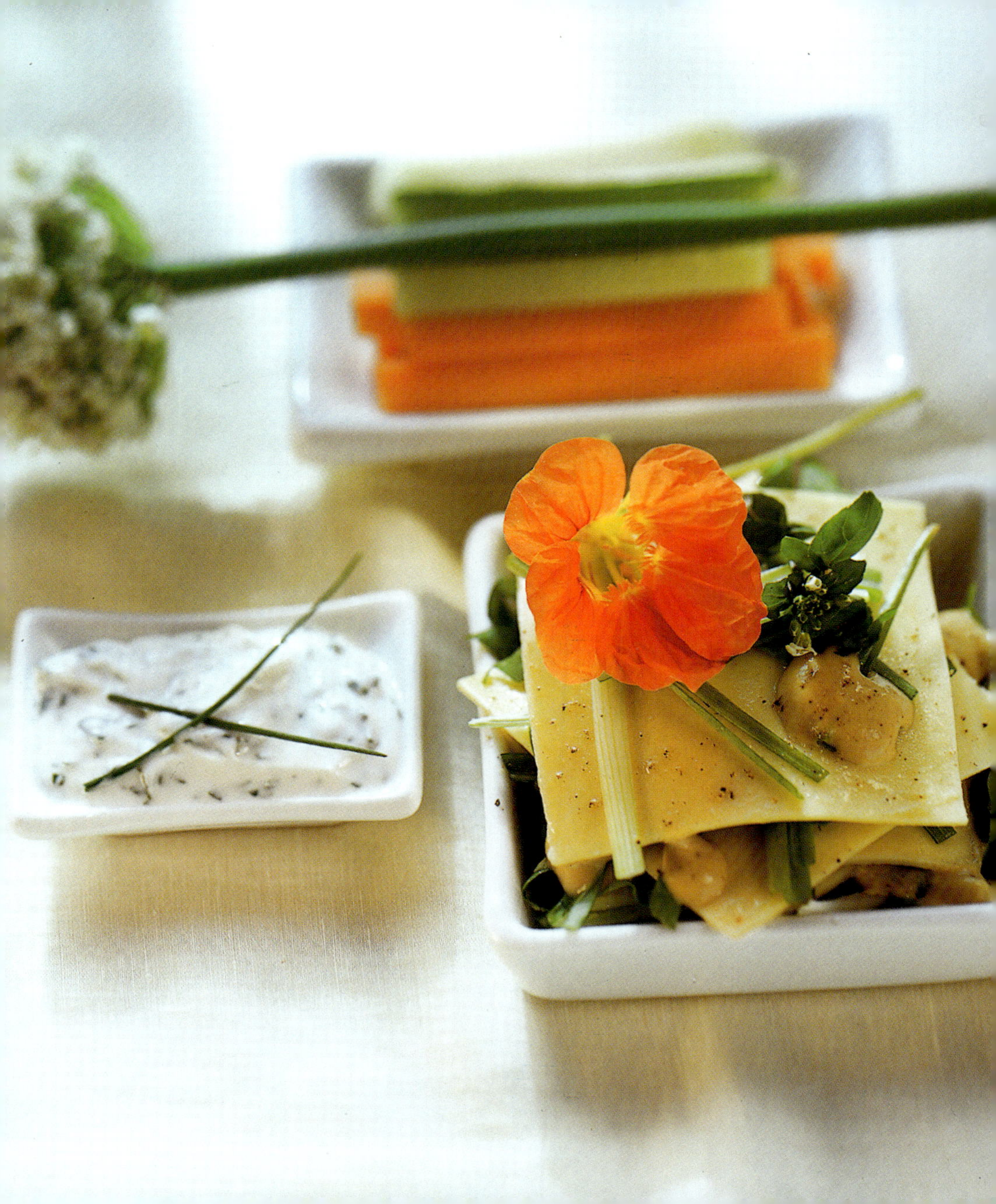

➤ Tag 4

Fischpfanne

45 g Reis
Salz
1 kleine Möhre
50 g Kürbis (frisch, dann geputzt gewogen, oder eingelegt)
1 Zwiebel
1 cm frischer Ingwer
1 EL Sojasauce
Chilipulver
1 TL abgeriebene Zitronenschale
Mineralwasser nach Belieben
100 g Seefisch (Kabeljau oder Seelachs)
100 g Mungosprossen
gemahlener Koriander

1 Reis in Salzwasser nach Packungsanleitung garen. Möhre waschen und in dünne Streifen schneiden, frischen Kürbis schälen und würfeln. Zwiebel schälen und hacken, Ingwer schälen und fein reiben. Sojasauce mit Chili verrühren.

2 Gemüse und Gewürze mit Zitronenschale in eine heiße Pfanne geben und unter Rühren etwa 7 Min. andünsten, eventuell mit etwas Mineralwasser ablöschen. Leicht salzen.

3 Fisch zum Gemüse in die Pfanne geben und 5–7 Min. zugedeckt garen. Sprossen dazugeben und etwa 1 Min. mitdünsten. Fischpfanne mit Koriander abschmecken und mit Reis servieren.

Sandwich mit Gemüsetartar

4 Scheiben Vollkorntoast oder -brot
1 kleine Möhre • 1/2 kleiner Kohlrabi
1/2 Paprikaschote
1/2 kleiner Zucchino
1 Stange Staudensellerie
1 EL fein gehackte Petersilie
2 EL Frischkäse • etwas Zitronensaft
Salz • Pfeffer

1 Brotscheiben toasten.

2 Gemüse waschen, putzen und in sehr kleine Würfel schneiden. Petersilie dazugeben. Frischkäse mit Zitronensaft verrühren und mit Salz und Pfeffer abschmecken.

3 Gemüsewürfel unter den Frischkäse ziehen und 2 Brotscheiben damit bestreichen. Restliche Brotscheiben darauf legen.

Einkaufszettel:

1 Stück Kürbis (geputzt 50 g)
100 g Mungosprossen
100 g Seefisch
1 Paprikaschote (Rest für die nächsten Tage)
1 Zucchino (Rest für die nächsten Tage)

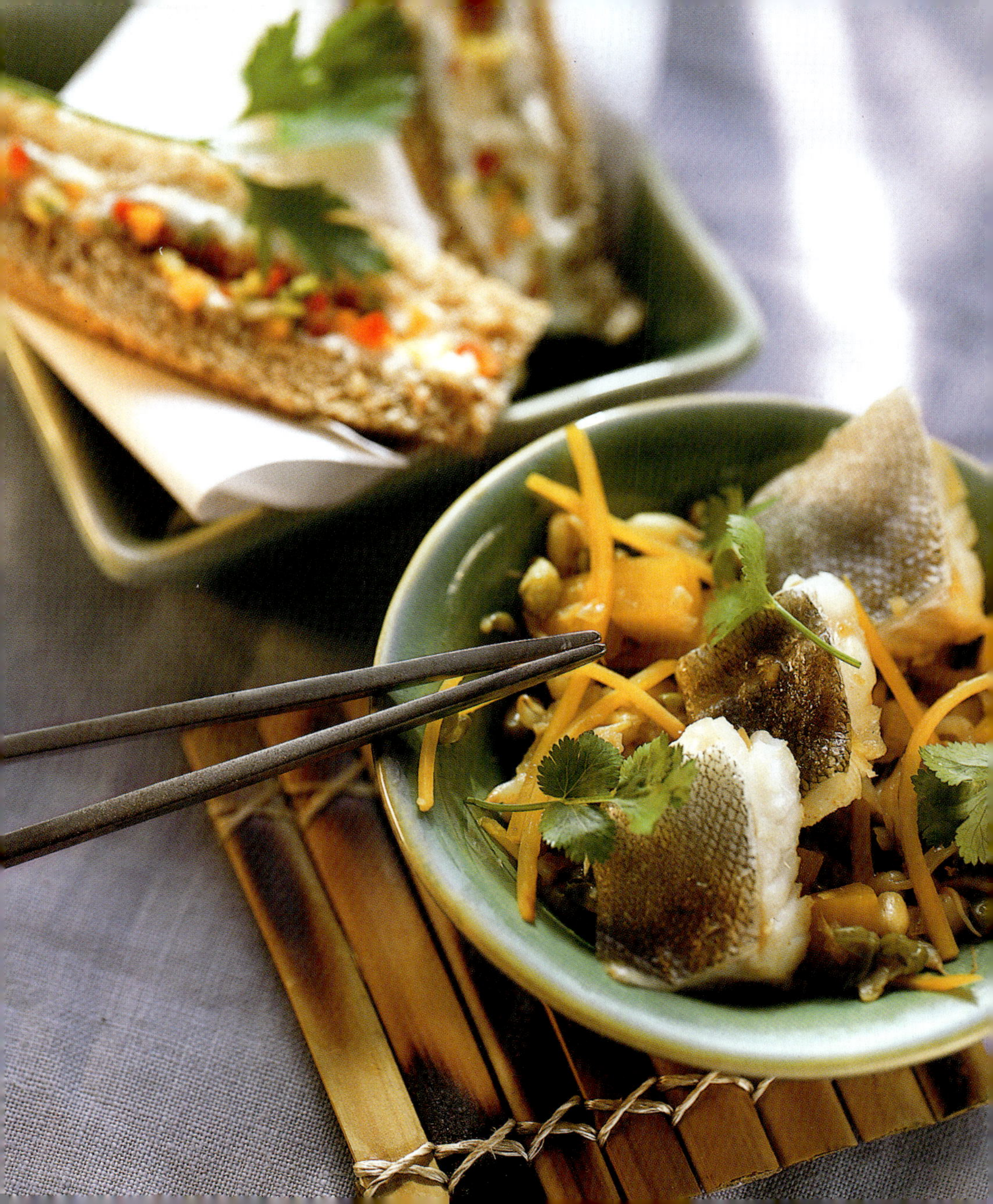

Tag 5

Möhrensuppe mit Sesam

- *3 Möhren*
- *1 kleine Frühlingszwiebel*
- *400 ml Gemüsebrühe*
- *50 g Knollensellerie*
- *Salz • Pfeffer*
- *Zitronensaft*
- *1 EL saure Sahne*
- *1 EL Sesamsamen*

1 Möhren und Frühlingszwiebel putzen und kleinschneiden. Gemüsebrühe zum Kochen bringen, Gemüse hineingeben. Sellerie putzen, grob einschneiden und dazugeben.

2 Die Suppe etwa 15 Min. kochen. Den Sellerie herausnehmen, die Suppe pürieren. Mit Gewürzen und Zitronensaft pikant abschmecken. Vor dem Servieren die saure Sahne darunter rühren.

3 Sesamsamen in einer trockenen Pfanne bei mittlerer Hitze kurz anrösten und über die Suppe streuen.

Tipp: Wenn Sie Ihre Portionen auf kleinen Tellern servieren, erscheinen sie reichhaltiger, denn das Auge isst mit.

Crostini mit Tomate und Schinken

- *3 Baguettescheiben (etwa 45 g)*
- *1 Knoblauchzehe*
- *1 Tomate*
- *Salz • Pfeffer*
- *3 Scheiben Parmaschinken (etwa 20 g)*
- *1 EL gehackte Petersilie*

1 Baguettescheiben toasten.

2 Knoblauch schälen und durchpressen. Tomate waschen und fein würfeln, mit Salz, Pfeffer und Knoblauch mischen.

3 Tomatenmasse auf die Baguettescheiben geben. Den Fettrand vom Parmaschinken abschneiden. Schinken auf die Brote legen und Petersilie darüber streuen.

Einkaufszettel:

1 Knollensellerie (Rest für die nächsten Tage)
1 Tomate
3 Scheiben Parmaschinken (etwa 20 g)

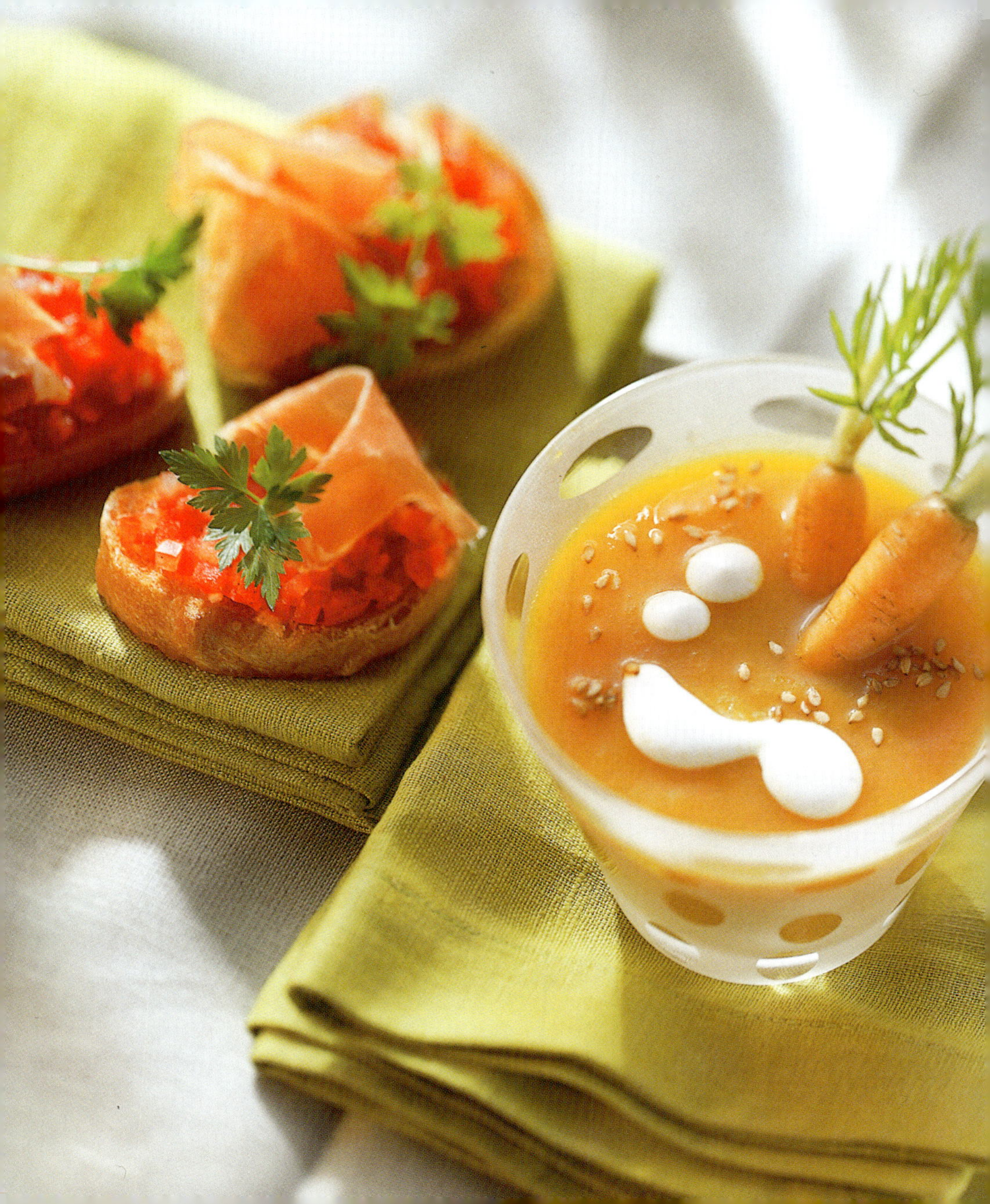

➤ Tag 6

Seelachs im Kräutersud

- *150 g Seelachsfilet*
- *1–2 EL Zitronensaft*
- *Salz*
- *Pfeffer*
- *1–2 EL gehackte Kräuter (z.B. Dill, Estragon, Petersilie)*
- *70 g Basmatireis (30 g für den nächsten Tag mitgaren)*
- *Alufolie zum Backen*

1 Backofen auf 180° vorheizen. Lachsfilet waschen, mit Zitronensaft beträufeln und leicht salzen und pfeffern.

2 Den Fisch mit den Kräutern auf die Mitte eines Stücks Alufolie geben, pfeffern. Alufolie wie eine Tasche zusammenfalten. Den Fisch im Backofen (Mitte, Umluft 160°) etwa 20 Min. backen.

3 Währenddessen den Reis nach Packungsanleitung in Salzwasser garen und mit dem Fisch servieren.

Omelette

- *1/2 Paprikaschote*
- *1–2 Stängel Petersilie*
- *1 Ei*
- *Salz*
- *Pfeffer*
- *1 Baguettescheibe*
- *1 Gewürzgurke*

1 Paprika waschen, Kerne und Stielansatz entfernen und die Paprika in Würfel schneiden. Petersilie waschen und hacken.

2 Ei mit Salz, Pfeffer verschlagen. Paprika und Petersilie untermischen. Die Masse in einer heißen, beschichteten Pfanne ausbacken und mit Baguette servieren. Dazu schmeckt eine Gewürzgurke.

Einkaufszettel:

150 g Seelachsfilet

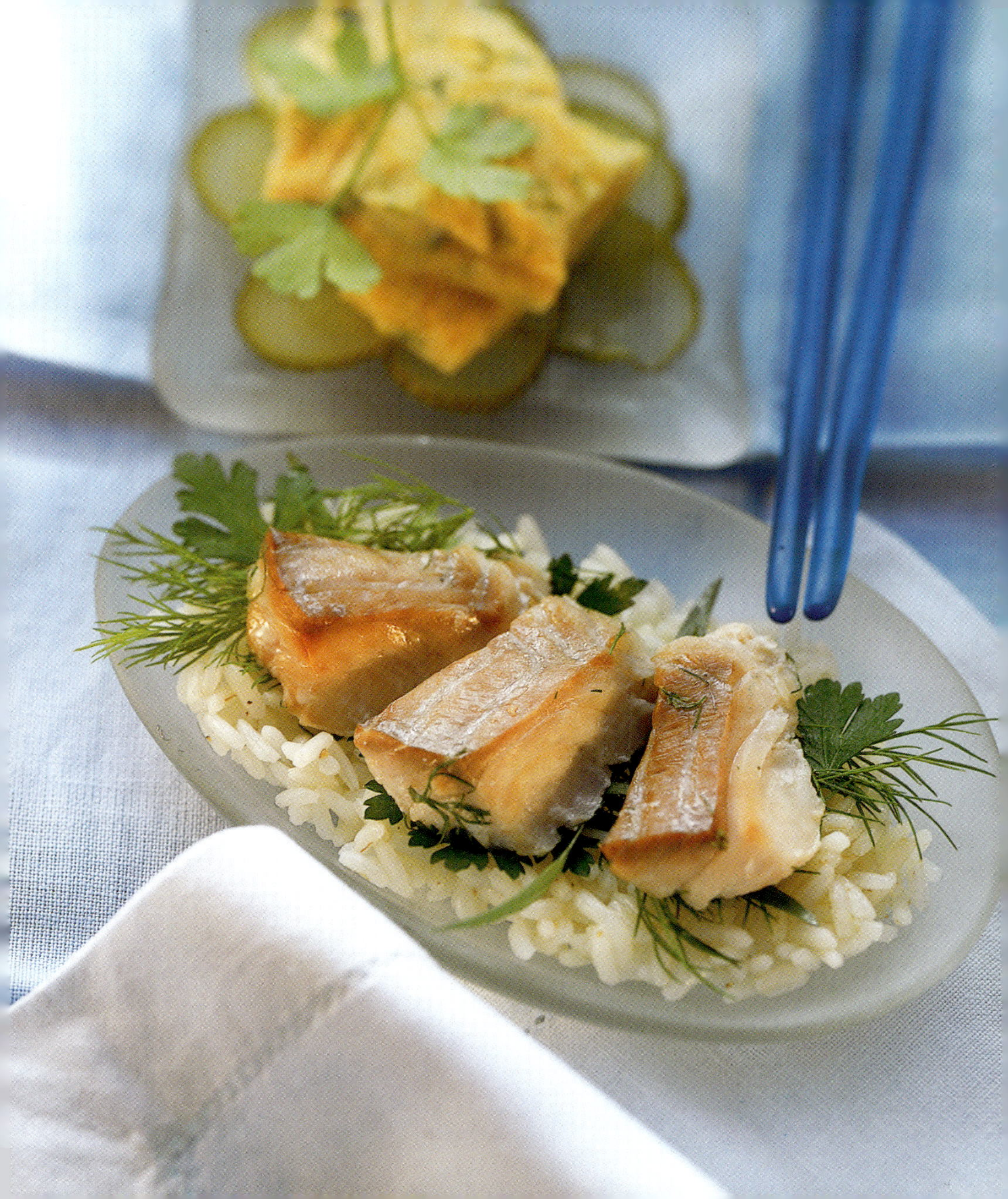

➤ Tag 7

Backofengemüse

- *300 g Kartoffeln*
- *1 EL Olivenöl*
- *Salz*
- *1/2 Paprikaschote*
- *1/2 Zucchino*
- *1 Knoblauchzehe*
- *Pfeffer*
- *1 kleiner Zweig Rosmarin*

1 Backofen auf 200° vorheizen. Kartoffeln gründlich waschen, längs vierteln und in eine Auflaufform geben. Öl und Salz darüber geben. Im Backofen (Mitte, Umluft 180°) etwa 30 Min. garen. Zwischendurch wenden.

2 Inzwischen Gemüse waschen, putzen und in mundgerechte Stücke schneiden. Knoblauch schälen und in feine Scheiben schneiden. Alles zu den Kartoffeln geben und mit Salz und Pfeffer würzen.

3 Rosmarin dazulegen und alles weitere 20–25 Min. garen. Dazu schmeckt eine Scheibe Baguette.

Tipp: Es gibt mittlerweile Sprühflaschen für Öl. Sie ermöglichen ein feines Dosieren, z.B. bei Salaten und beim Dünsten.

Indischer Reissalat

- *30 g Weintrauben (möglichst kernlos)*
- *50 g Staudensellerie*
- *1/2 Bund Schnittlauch*
- *75 g saure Sahne*
- *1 TL Zitronensaft*
- *Salz • 1/2 TL Currypulver*
- *90 g gekochter Reis (vom Vortag)*

1 Weintrauben waschen und halbieren, Sellerie und Schnittlauch waschen und kleinschneiden.

2 Saure Sahne und Zitronensaft verrühren, mit Salz und Curry abschmecken. Alles mit dem Reis mischen und etwa 10 Min. ziehen lassen.

Tipp: Wenn es nachmittags etwas Süßes sein soll, ist Hefegebäck zu empfehlen. Es enthält nur wenig Fett. Croissants und anderes Blätterteiggebäck dagegen sind sehr fetthaltig (bis zu 20 g pro Stück).

Einkaufszettel:

1 Paprikaschote (Rest für Snack)
Weintrauben
Ist noch Staudensellerie da? Sonst kaufen!

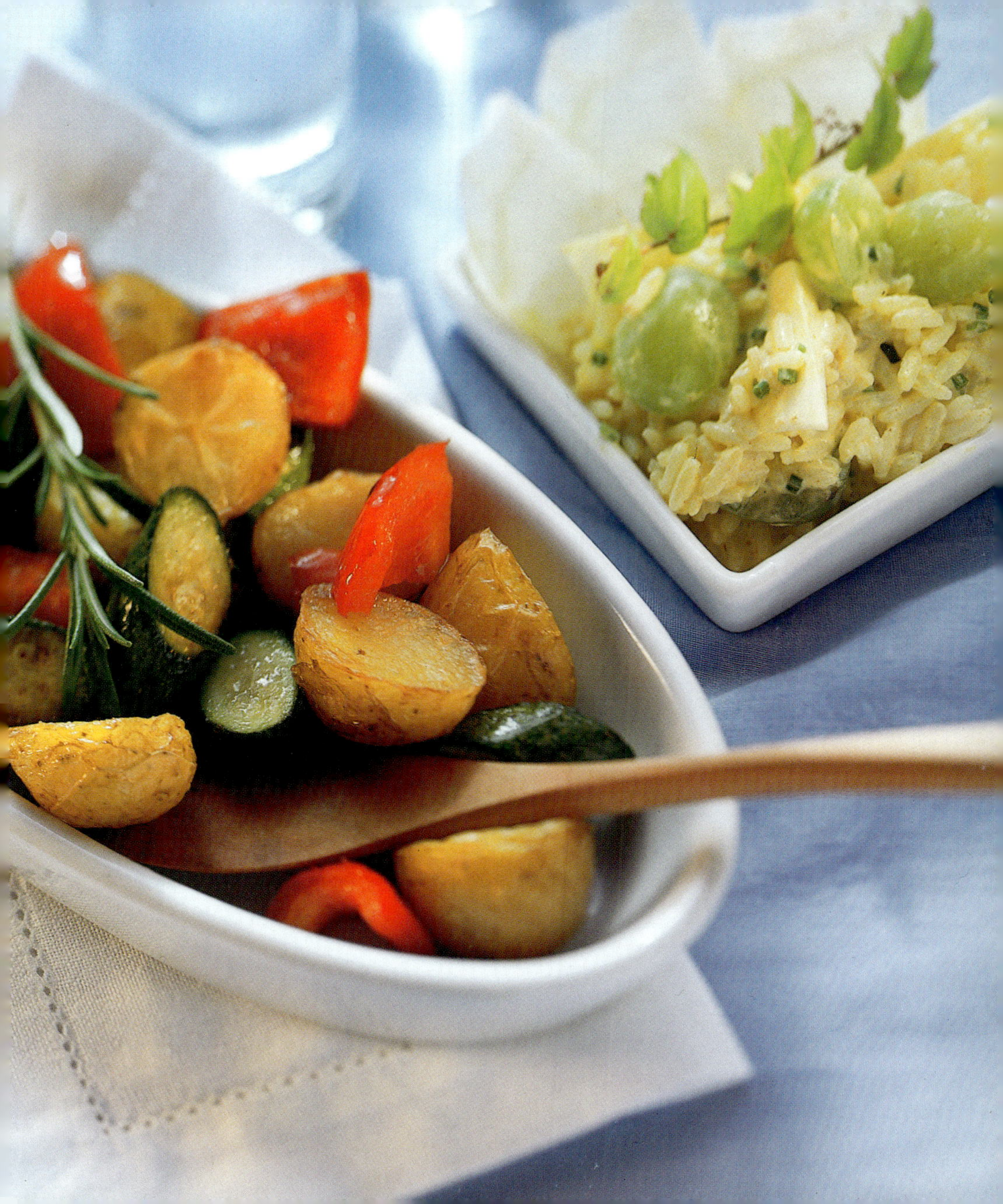

➤ Tag 8

Gnocchi in Salbeibutter

Für die Gnocchi:
300 g Gnocchi (Kühlregal)
Salz
2 EL Butter
etwa 6 Salbeiblätter
Für den Salat:
1/2 Kopf grüner Salat
75 g Magerjoghurt
Pfeffer
Salz
gemischte TK-Kräuter

1 Gnocchi nach Anleitung in Salzwasser garen, abgießen und anrichten.

2 Inzwischen Salat waschen, putzen und anrichten. Aus Joghurt, Gewürzen und Kräutern ein Dressing zubereiten.

3 Butter in einer Pfanne bei schwacher Hitze schmelzen und die Salbeiblätter darin schwenken. Die Butter nach Geschmack bräunen und über die Gnocchi geben. Salat dazu servieren.

Gemüsebrühe mit Reis

1/2 Bund Suppengrün
1 Kartoffel
100 g Zuckerschoten
1/2 l Gemüsebrühe
2 EL Reis
Baguette

1 Suppengrün waschen und putzen. Kartoffel schälen, beides in mundgerechte Stücke schneiden. Zuckerschoten waschen und putzen.

2 Brühe erhitzen. Den Reis und das Gemüse in der Brühe bei mittlerer Hitze zugedeckt etwa 20 Min. garen. Dazu gibt's Baguette

Einkaufszettel:

300 g Gnocchi
Kopfsalat
Suppengrün
100 g Zuckerschoten

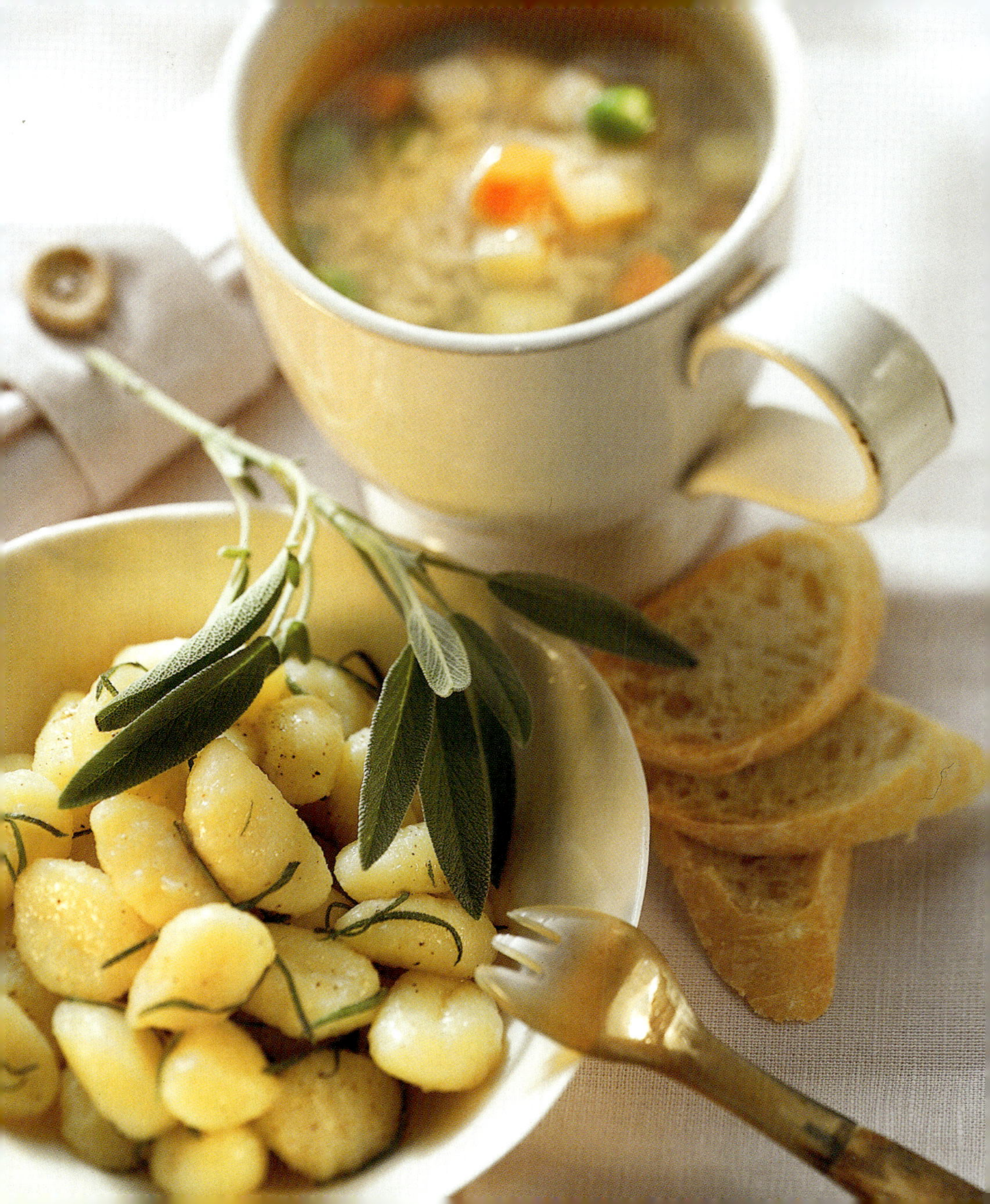

➤ Tag 9

Spinatsuppe mit Croûtons

1 Scheibe Vollkorntoast • 1 TL Öl
200 g Spinat (frisch oder TK)
1 Knoblauchzehe • 1 Frühlingszwiebel
125 ml Gemüsebrühe
1 EL Frischkäse (Halbfettstufe)
1 EL saure Sahne
Salz • Pfeffer
Muskatnuss

1 Toastbrot würfeln. Eine beschichtete Pfanne mit wenig Öl auswischen, erhitzen und die Würfel darin rösten. Auf Küchenpapier geben und zur Seite stellen.

2 Frischen Spinat waschen, putzen und die Stiele entfernen. Knoblauch schälen, Frühlingszwiebel putzen, beides hacken. Restliches Öl in der Pfanne erhitzen, Spinat, Knoblauch und Zwiebel darin andünsten. Die Hälfte der Brühe angießen und alles etwa 5 Min. köcheln lassen. Spinat pürieren, wieder in die Pfanne geben und die restliche Brühe angießen. Die Suppe erhitzen und bei schwacher Hitze warm halten.

3 Frischkäse und saure Sahne verrühren, unter die Spinatsuppe ziehen. Mit Salz, Pfeffer und Muskat abschmecken. Suppe mit Croûtons servieren.

Salat mit Putenbrust

150 g Putenbrustfilet
1 Zwiebel • 100 g Champignons
1 TL Olivenöl • 50 g Eisbergsalat
1 TL Obstessig • 2 EL Sesamöl
Salz • Pfeffer
4 Blatt Basilikum

1 Putenfleisch waschen, trockentupfen und pfeffern. Zwiebel schälen und Champignons putzen. Zwiebel in feine Würfel, Champignons in Scheiben schneiden.

2 Fleisch von beiden Seiten im Öl anbraten, Gemüse dazugeben und 5–7 Min. mitdünsten.

3 Währenddessen Salat und Basilikum waschen. Salat in Stücke, Basilikum in Streifen schneiden. Aus Essig, Öl und Gewürzen ein Dressing anrühren, über den Salat geben. Champignons und Zwiebeln darüber geben. Fleisch in Streifen schneiden und mit dem Salat anrichten. Basilikum darüber streuen.

Einkaufszettel:

200 g Spinat
150 g Putenbrustfilet
100 g Champignons
1 kleiner Eisbergsalat

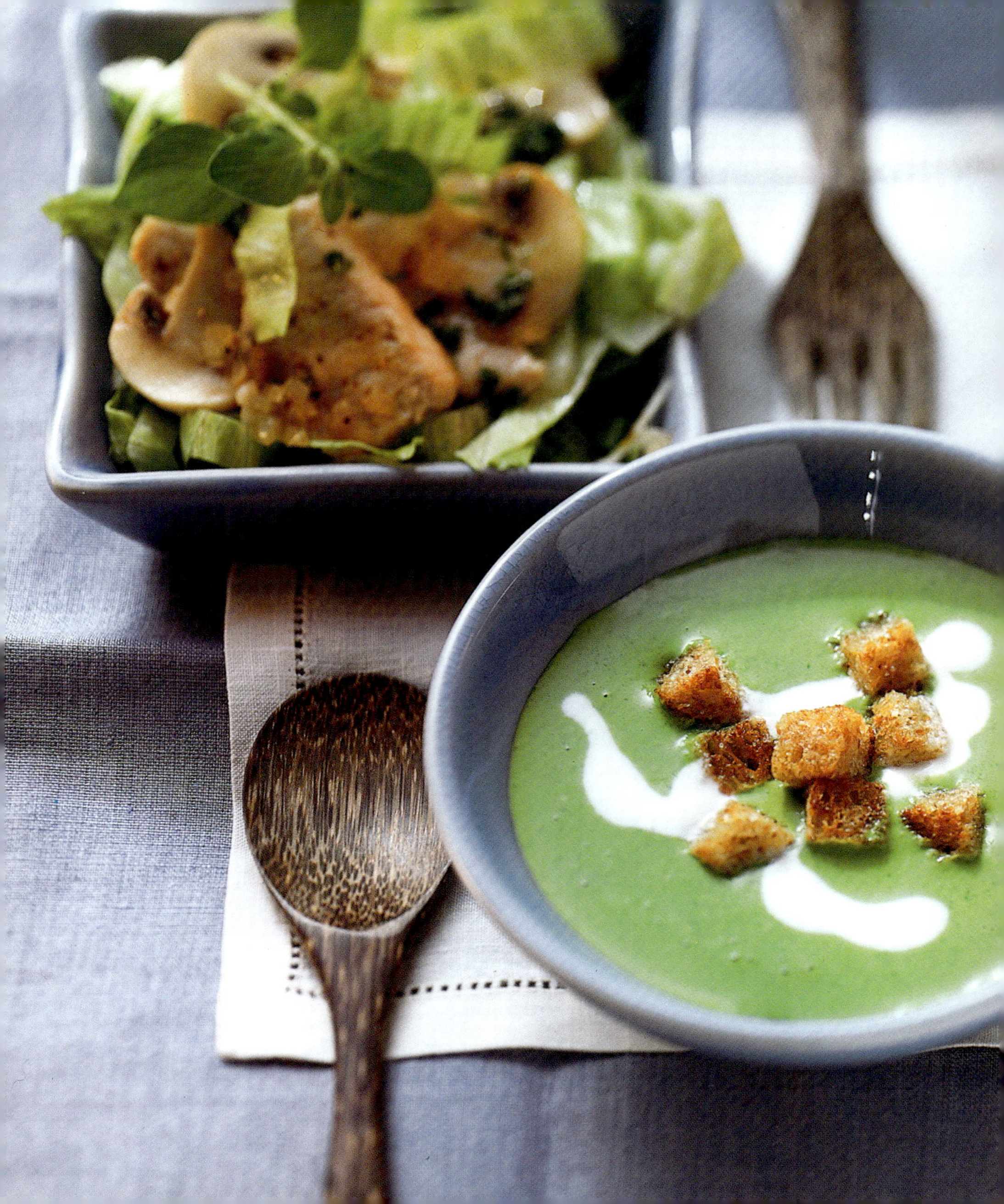

➤ Tag 10

Tagliatelle mit kalter Tomatensauce

100 g Tagliatelle
Salz
2 große Tomaten
Salz
Pfeffer
Tabasco
Basilikum
1 EL Pinienkerne

1 Tagliatelle nach Packungsanleitung in reichlich Salzwasser garen, dann abgießen und anrichten.

2 Währenddessen Tomaten kreuzweise einritzen, kurz in heißes Wasser tauchen und schälen. Fruchtfleisch würfeln, dabei die Kerne entfernen und mit Salz, Pfeffer und Tabasco pikant abschmecken.

3 Tagliatelle mit Tomatensauce anrichten und mit Basilikum garnieren. Pinienkerne in einer trockenen Pfanne unter Wenden kurz anrösten und über die Nudeln geben.

Einkaufszettel:

2 große Tomaten
100 g Rucola
1/2 Honigmelone
40 g Parmaschinken

Rucolasalat mit Melone

100 g Rucola
1 Frühlingszwiebel
40 g Parmaschinken
1 EL Olivenöl
1 TL Himbeeressig
Salz
Pfeffer
1/2 Honigmelone (oder Melonenkugeln aus Konserve)

1 Rucola waschen, abtropfen lassen und die Stiele abschneiden. Frühlingszwiebel putzen und fein hacken. Vom Schinken den Fettrand abschneiden.

2 Olivenöl, Essig und Gewürze verrühren, über die Rucola und die Zwiebel geben.

3 Melonenfleisch würfeln, mit Rucolasalat und Schinken in einer flachen Salatschüssel anrichten.

Tipp: Salat können Sie sehr gut für den nächsten Tag vorbereiten und als Snack mit ins Büro nehmen. Dazu bewahren Sie das Dressing getrennt auf. So bleibt alles schön knackig.
1 EL geröstete Pinien- oder Sonnenblumenkerne schmecken fein auf Salat.

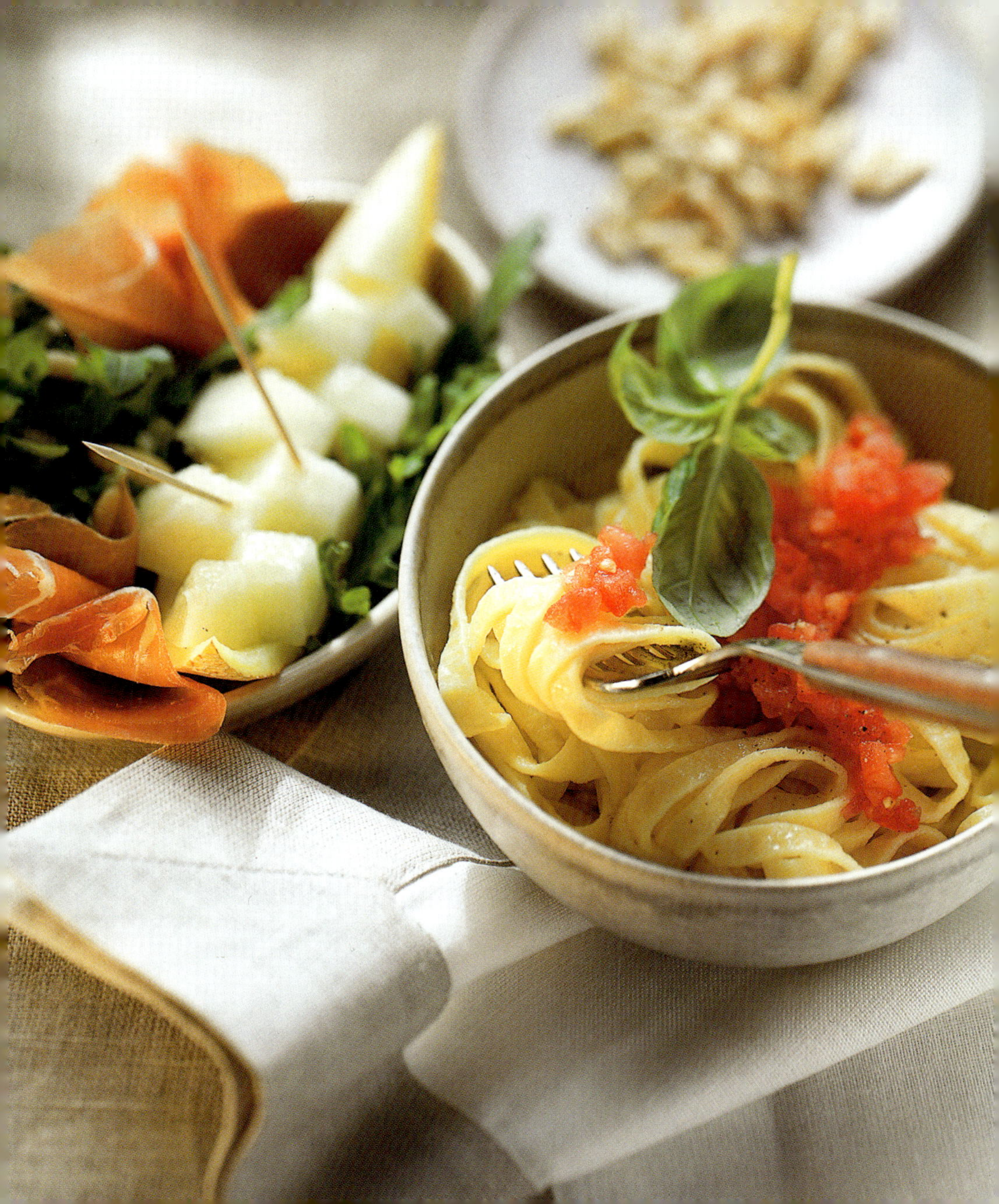

➤ TAG 11

ROMANESCO MIT ZITRONENSAUCE

4 Kartoffeln
200 g Romanesco
Salz
1 Frühlingszwiebel
1 TL Butter
50 ml Gemüsebrühe
Pfeffer
Muskatnuss
2–3 Blatt Zitronenmelisse
1 EL saure Sahne
abgeriebene Schale von 1 unbehandelten Zitrone
1 TL Zitronensaft

1 Kartoffeln garen und bei Bedarf pellen (die Hälfte für den Salat aufheben). Romanesco waschen, putzen, in Röschen teilen und in Salzwasser etwa 5 Min. garen.

2 Inzwischen Frühlingszwiebel putzen, in feine Ringe schneiden, in Butter andünsten. Gemüsebrühe dazugießen und kurz aufwallen lassen.

3 Die Brühe vom Herd nehmen und mit Pfeffer, Muskat und Zitronenmelisse würzen. Abkühlen lassen und saure Sahne unterrühren. Zitronenschale und -saft dazugeben, die Sauce mit Salz abschmecken. Den Romanesco mit der Sauce zu den Kartoffeln servieren.

KARTOFFELSALAT

1 Zwiebel
1/2 Tasse Brühe
Pfeffer
1 TL Essig
1 kleines Lorbeerblatt
2 gekochte Kartoffeln
1/2 Bund Radieschen
1 EL Kräuter (Schnittlauch, Petersilie, Dill, frisch oder TK)

1 Zwiebel schälen und fein hacken. Brühe mit Pfeffer, Essig und Lorbeerblatt aufkochen lassen, Zwiebel dazugeben. Nach kurzem Köcheln vom Herd nehmen und abkühlen lassen.

2 Kartoffeln pellen, in feine Scheiben schneiden und in eine Schüssel geben. Den Sud darüber gießen und ziehen lassen.

3 Radieschen waschen, putzen und in Scheiben schneiden. Mit den Kräutern unter den Salat heben und servieren.

Einkaufszettel:

200 g Romanesco
1 Bund Radieschen (Rest für Snack)

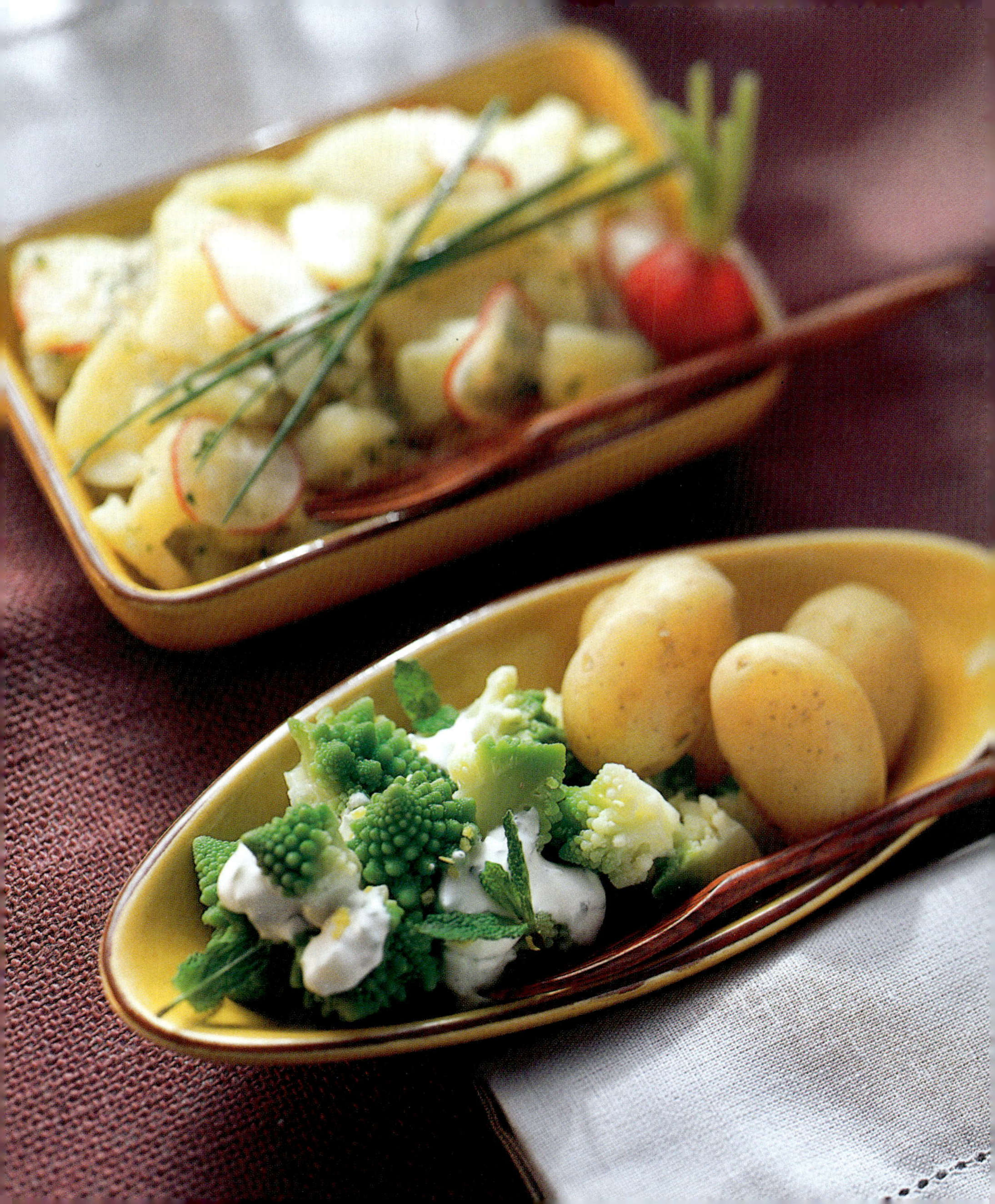

Tag 12

Zucchinigratin

150 g Zucchini
50 g Fleischwurst
100 g Tomaten
3–4 Stängel Petersilie
1 Knoblauchzehe
Salz
Pfeffer
Paprikapulver
40 g Käse (Gouda 32 % Fett i.Tr.)
Öl für die Form

1 Backofen auf 200° vorheizen. Eine kleine Auflaufform fetten. Zucchini waschen, mit der Fleischwurst in Scheiben schneiden und in die Form schichten.

2 Tomaten waschen und würfeln. Petersilie waschen, hacken und beides über die Zucchini streuen. Knoblauch schälen und durchpressen. Gratin mit Knoblauch, Salz, Pfeffer und Paprika würzen.

3 Käse reiben, über das Gratin geben und alles im Backofen (Mitte, Umluft 180°) etwa 20 Min. überbacken. Gegebenenfalls mit Alufolie abdecken, wenn der Käse zu sehr bräunt.

Melone mit Parmaschinken

3 Scheiben Honigmelone
4 Blatt Zitronenmelisse
30 g Parmaschinken
Pfeffer
4 Stangen Grissini

1 Melone entkernen, aus dem Fruchtfleisch Kugeln ausstechen und anrichten.

2 Zitronenmelisse in Streifen schneiden. Vom Schinken den Fettrand abschneiden, Schinken auf die Melone legen. Pfeffer und Zitronenmelisse darüber streuen.

3 Knabbern Sie dazu Grissini. Statt-dessen können Sie auch 1 Scheibe Baguette dazu essen.

Einkaufszettel:

150 g Zucchini
50 g Fleischwurst
100 g Tomaten
1/2 Honigmelone
30 g Parmaschinken
Grissini

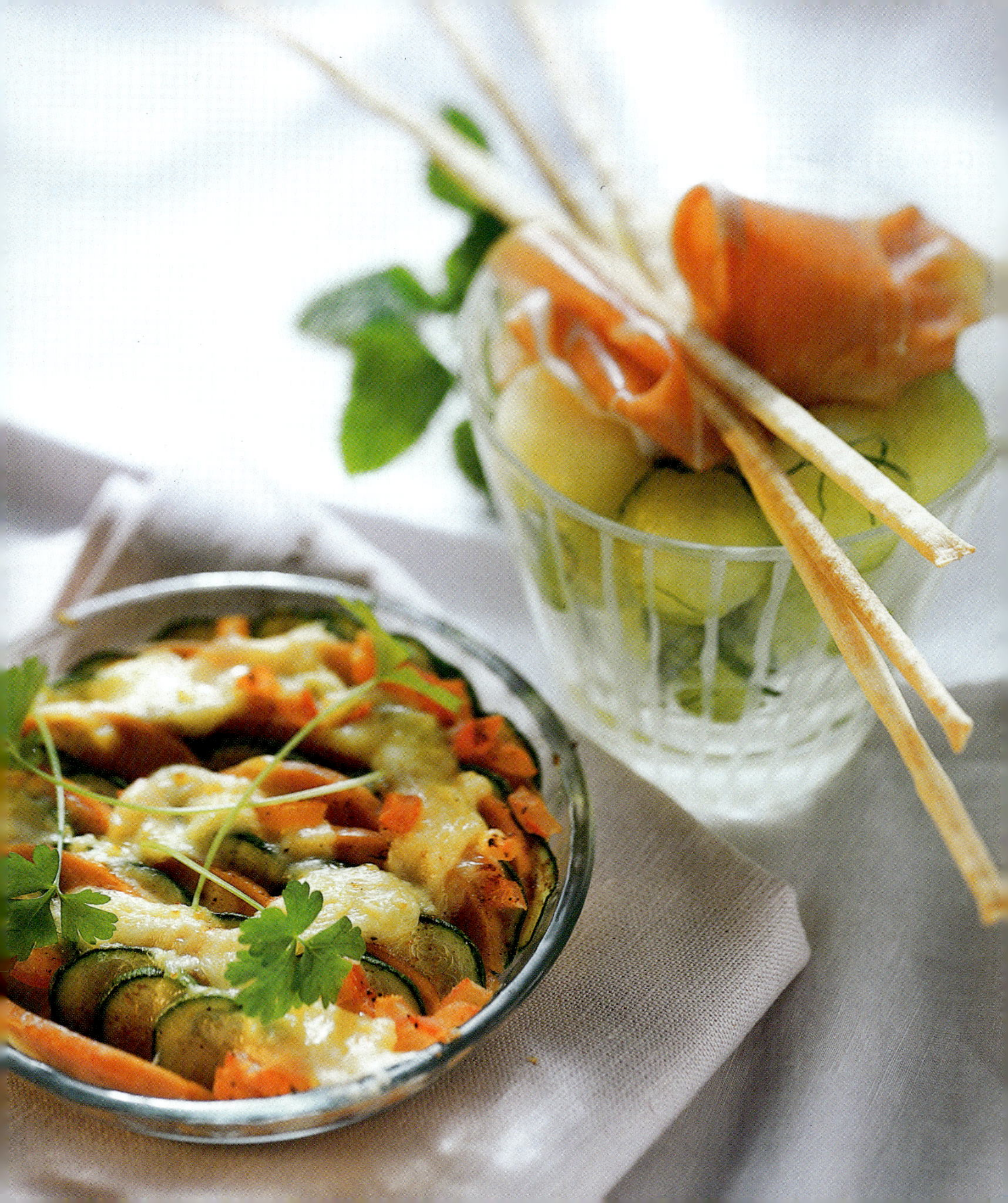

➤ Tag 13

Provenzalische Kartoffelsuppe

- *2 Kartoffeln*
- *1/2 Möhre*
- *1 kleine Frühlingszwiebel*
- *1 TL Butter*
- *200 ml Gemüsebrühe*
- *50 g Knollensellerie*
- *50 ml fettarme Milch (1,5 % Fett)*
- *Salz*
- *Pfeffer*
- *Zitronensaft*
- *1–2 TL Kräuter der Provence*
- *1 EL saure Sahne*

1 Kartoffeln schälen, Möhre und Frühlingszwiebel putzen und alles kleinschneiden. Das Gemüse in Butter kurz andünsten und mit Gemüsebrühe auffüllen. Zum Kochen bringen.

2 Sellerie putzen, grob einschneiden und zur Suppe geben. Etwa 15 Min. kochen lassen. Sellerie herausnehmen, Suppe dann pürieren.

3 Milch dazugeben und nochmals erwärmen. Mit Gewürzen, Zitronensaft und Kräutern pikant abschmecken. Vor dem Servieren saure Sahne unterrühren.

Feldsalat mit Schafkäse

- *100 g Feldsalat*
- *1 Frühlingszwiebel*
- *1 EL Olivenöl*
- *1 TL Aceto balsamico*
- *Salz*
- *Pfeffer*
- *Zucker*
- *1 EL Sonnenblumenkerne*
- *20 g Schafkäse*

1 Feldsalat gründlich waschen und verlesen. Frühlingszwiebel putzen und in feine Würfel schneiden. In einer Schüssel anrichten.

2 Aus Öl, Essig und Gewürzen ein Dressing anrühren. Über den Salat gießen.

3 Sonnenblumenkerne in einer trockenen Pfanne bei mittlerer Hitze rösten und über den Salat streuen. Schafkäse würfeln und alles zusammen servieren.

Einkaufszettel:

100 g Feldsalat
20 g Schafkäse

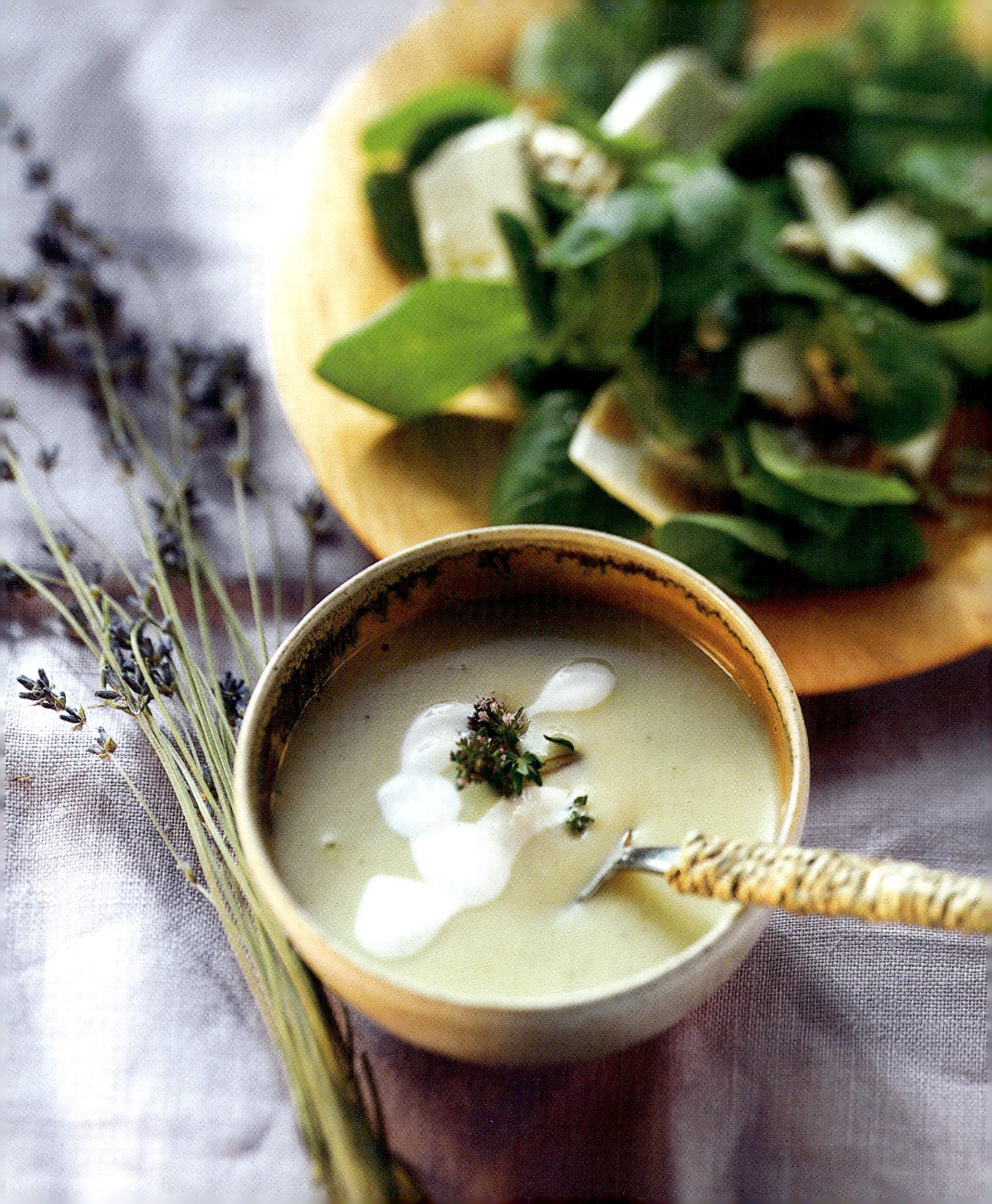

➤ Tag 14

Gefüllte Kartoffeln

3 mittelgroße Kartoffeln
Salz
2 EL Frischkäse
1 EL Mineralwasser
Pfeffer
1/2 Bund Dill
3 Scheiben geräucherter Lachs

1 Kartoffeln waschen und in Salzwasser garen.

2 Aus Frischkäse und Mineralwasser eine glatte Creme anrühren, mit Salz und Pfeffer abschmecken. Dill waschen und hacken.

3 Die fertigen Kartoffeln aufschneiden. Creme auf die Schnittfläche geben, Lachs und Dill darüber geben.

Kerniges Käsebrot

1 kleiner Apfel
2 Stängel Brunnenkresse
2 Scheiben Vollkornbrot
1 EL Butter
2 Scheiben Schnittkäse (30 % Fett i.Tr.)
1 TL Kürbiskerne

1 Apfel waschen und in Spalten schneiden. Kresse waschen und abzupfen.

2 Brote mit Butter bestreichen. Kresse, Käse und Apfelspalten darauf legen. Kürbiskerne darüber streuen.

Einkaufszettel:

3 Scheiben geräucherter Lachs
1 kleiner Apfel
Brunnenkresse

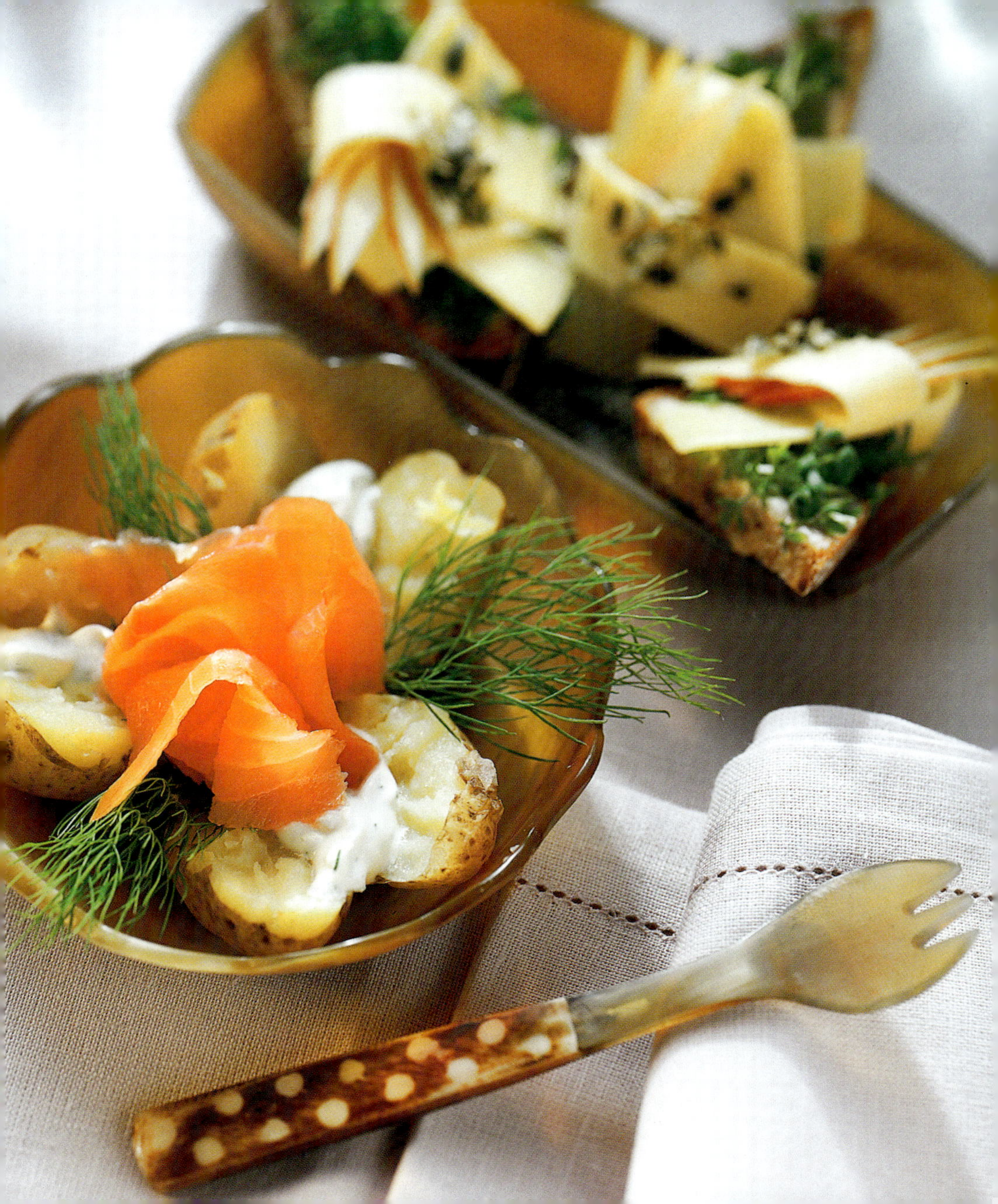

EINLADEN, FEIERN, GENIESSEN!

Hits aus der trendy Küche

ISBN
3-7742-2342-4
36 Seiten

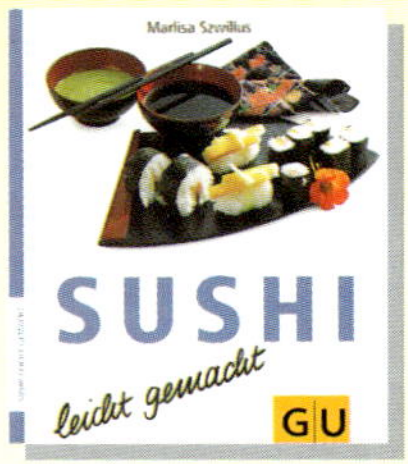

ISBN
3-7742-2529-X
36 Seiten

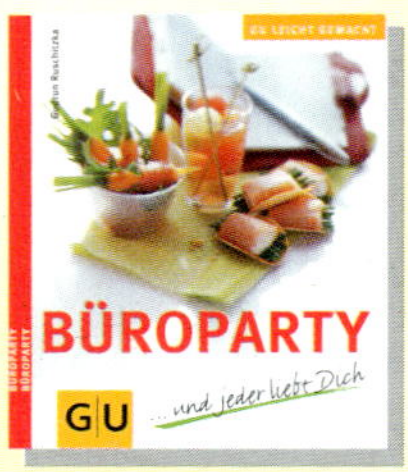

ISBN
3-7742-2520-6
36 Seiten

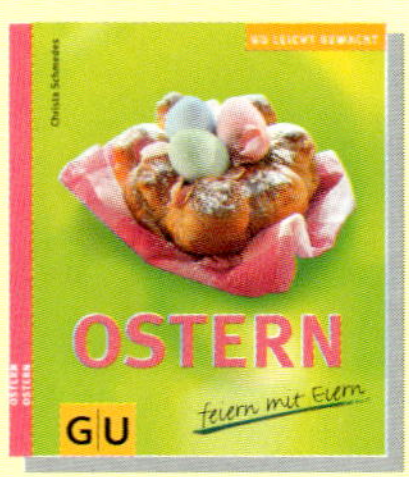

GU

Gutgemacht. Gutgelaunt.

Vielen Dank!

Ein herzliches Dankeschön an die Firmen Himla, Tohu Bohu, La case d'Ylang, Hoff Interieur, aus deren Programm sich unsere Fotografin bedienen durfte.

Die Temperaturangaben

bei Gasherden variieren von Hersteller zu Hersteller. Welche Stufe Ihres Herdes der jeweiligen Temperatur entspricht, entnehmen Sie bitte der Gebrauchsanweisung. Bei Elektroherden können die Backzeiten je nach Herd variieren.

Redaktion: Sigrid Burghard, Tanja von Nayhauss
Lektorat: Adelheid Schmidt-Thomé
Umschlag- und Innenlayout: independent Medien-Design
Fotos: Foodphotography Eising/Martina Görlach
Herstellung: Petra Roth
Satz: Computersatz Wirth
Reproduktionen: Penta Repro
Druck und Bindung: Alcione
ISBN: 3-7742-2409-9

Auflage:	5.	4.	3.	2.
Jahr:	2004	2003	2002	2001